Umschreibungen verschiedener Gegenstände

Wie lautet des Rätsels Lösung? Seniorenbeschäftigung Rätsel und Gedächtnistraining

60 Ratespiele für Senioren – Band 2

Senioren Beschäftigungen

1. Auflage

©2020 Senioren Beschäftigungen

Alle Rechte vorbehalte

Folge uns auf Social Media!

Inhaltsverzeichnis

Einleitung 7

Rätsel 1: 10

Rätsel 2: 11

Rätsel 3: 12

Rätsel 4: 13

Rätsel 5: 14

Rätsel 6: 15

Rätsel 7: 16

Rätsel 8: 17

Rätsel 9: 18

Rätsel 10: 19

Rätsel 11: 20

Rätsel 12: 21

Rätsel 13: 22

Rätsel 14: 23

Rätsel 15: 24

Rätsel 16: 25

Rätsel 17: 26

Rätsel 18: 27

Rätsel 19: 28
Rätsel 20: 29
Rätsel 21: 30
Rätsel 22: 31
Rätsel 23: 32
Rätsel 24: 33
Rätsel 25: 34
Rätsel 26: 35
Rätsel 27: 36
Rätsel 28: 37
Rätsel 29: 38
Rätsel 30: 39
Rätsel 31: 40
Rätsel 32: 41
Rätsel 33: 42
Rätsel 34: 43
Rätsel 35: 44
Rätsel 36: 45
Rätsel 37: 46
Rätsel 38: 47

Rätsel 39: 48

Rätsel 40: 49

Rätsel 41: 50

Rätsel 42: 51

Rätsel 43: 52

Rätsel 44: 53

Rätsel 45: 54

Rätsel 46: 55

Rätsel 47: 56

Rätsel 48: 57

Rätsel 49: 58

Rätsel 50: 59

Rätsel 51: 60

Rätsel 52: 61

Rätsel 53: 62

Rätsel 54: 63

Rätsel 55: 64

Rätsel 56: 65

Rätsel 57: 66

Rätsel 58: 67

Rätsel 59: 68

Rätsel 60: 69

Lösungen: 70

ENDE 73

Weitere Senioren   Beschäftigungen 74

Unser Genschenk an dich ♡ 75

senioren-beschaeftigungen.de

Einleitung

Die Menschen in unserem Leben hinterlassen einen bleibenden Eindruck und doch sind es die vielen verschiedenen Gegenstände und Objekte, die in unserem Leben oft den Unterschied ausmachen und es auch interessant machen. Bist du als Rätselfan in der Lage, sämtliche Gegenstände des täglichen Lebens zu erraten? Bist du ein Rätselfan und möchtest gedanklich fit bleiben? Dann entscheide dich für diese Ausgabe voller Rätselspaß, welche dir 60 Rätsel präsentieren und auftischen wird. Manche davon sind leichter, manche aber auch schwieriger zu lösen!

Dieser Rätselspaß eignet sich vor allem für Senioren, die ihre Gedanken fit und auf Trab halten wollen. Dabei kann dieses Buch allein gekauft und ausprobiert werden. Ansonsten kann es natürlich auch sehr viel Freude bereiten, dieses Buch in Gruppen auszuprobieren. Ein Spielleiter liest dann die verschiedenen Tipps vor und die Teilnehmer des Spiels müssen erraten, um welchen Gegenstand es sich handelt! So sind eine Auffrischung der Gedanken und kniffliger Rätselspaß garantiert! Begleiter könnten diese Tipps beispielsweise in Seniorenheimen geben, aber auch in der Familie und unter Freunden werden die 60 Rätsel Senioren jeder Altersklasse unterhalten und auch herausfordern. Viel Spaß und viel Erfolg!

Die Vorgehensweise ist dabei ganz einfach: die verschiedenen Sätze werden langsam und behutsam vorgelesen. Nach jedem Satz lässt man den Teilnehmern des Spiels etwas Zeit, um auf die Lösung zu kommen. Natürlich ist es auch schon möglich, früher auf die Lösung zu kommen, bevor man alle Tipps angehört hat. Nachdem ein Tipp abgegeben wurde, der sich als richtig herausgestellt hat, können die verbliebenen Tipps auch noch vorgelesen werden, ehe die Auflösung erfolgt. War der Tipp jedoch falsch, kann weitergeraten werden. Dabei ergibt es Sinn, wenn jeder Teilnehmer pro

Spielrunde nur einen Tipp abgeben darf. Kann der Begriff nach dem Vorlesen aller Tipps nicht erraten werden, kann der Spielleiter einen weiteren Tipp geben, oder die Lösung bekanntgeben und zum nächsten Rätsel übergehen. Die Lösungen der Rätsel findest du am Ende des Buches.

P.S. Auf Seite 75 findest du noch ein exklusives Geschenk von uns. Lass dich überraschen!

Rätsel 1:

Wie lautet mein Begriff?

Mein Begriff ist derselbe Begriff, der auch für ein Tier verwendet wird.

Meinen Begriff haben die meisten Menschen von heute täglich in der Hand.

Mein Begriff hat normalerweise ein Kabel, doch das gibt es auch ohne Kabel.

Mein Begriff leuchtet manchmal, wenn es bewegt wird.

Mein Begriff ergibt nur in Kombination mit einem Computer Sinn.

Mein Begriff braucht einen geeigneten Untergrund, damit es richtig funktionieren kann.

Mein Begriff taucht im Zusammenhang mit einem Zeiger auf.

Mein Begriff hat zwei große Flächen und zumeist ein Rädchen in der Mitte.

Rätsel 2:

Wie lautet mein Begriff?

Mein Begriff verstärkt Töne.

Mein Begriff wird vermehrt von Sängern benutzt.

Mein Begriff muss meistens in der Hand gehalten werden.

Mein Begriff kann aber auch an der Kleidung montiert werden.

Mein Begriff kann laute Töne erzeugen.

Meinen Begriff benötigt im Prinzip jeder, der auf einer Bühne steht.

Mein Begriff ist zusammengesetzt aus zwei griechischen Begriffen.

Ohne meinen Begriff würden wir in vielen Situationen nichts hören.

Rätsel 3:

Wie lautet mein Begriff?

Mein Begriff kann sehr heiß werden.

Mein Begriff funktionierte früher mit Gas.

Mein Begriff funktioniert heutzutage oft dank Induktion.

Mein Begriff hat verschiedene Platten.

Mein Begriff wird zum Kochen verwendet.

Mein Begriff hat verschiedene Knöpfe, um eingestellt zu werden.

Mein Begriff piepst, wenn er denn modern ist.

Mein Begriff ist oft die Heimat für Töpfe und Pfannen.

Rätsel 4:

Wie lautet mein Begriff?

Mein Begriff ist eine Mahlzeit.

Mein Begriff ist nach Meinung vieler die wichtigste Mahlzeit des Tages.

Mein Begriff wird in jedem Land anders interpretiert.

Mein Begriff kann früh morgens, aber auch später erfolgen.

Mein Begriff kann aus Eiern, Brötchen, Speck bzw. Kaffee bestehen.

Mein Begriff lautet auf Englisch „breakfast".

Mein Begriff beinhaltet Fruchtsäfte, Rührei, manchmal auch Croissants.

Mein Begriff ist die erste Mahlzeit des Tages.

Rätsel 5:

Wie lautet mein Begriff?

Mein Begriff wird angeschaltet, wenn es langweilig ist.

Mein Begriff soll Menschen unterhalten.

Mein Begriff hat verschiedene Kanäle.

Mein Begriff funktioniert manchmal nur mit einem Receiver.

Mein Begriff benötigt eine Fernbedienung.

Mein Begriff sendet seit Ende der 1960er-Jahre in Farbe.

Mein Begriff wird auch als „TV" abgekürzt.

Mein Begriff soll Jung und Alt informieren, aber auch unterhalten.

Rätsel 6:

Wie lautet mein Begriff?

Mein Begriff wird von vielen Menschen mit viel Hoffnung ausprobiert.

Meinen Begriff findet man in speziellen Heften oder Ratgebern.

Mein Begriff hat sehr viele, verschiedene Formen und Möglichkeiten.

Mein Begriff soll für mehr Gesundheit und Wohlbefinden sorgen.

Mein Begriff verursacht in ungünstigen Fällen einen sogenannten Jojo-Effekt.

Mein Begriff soll beim Abnehmen helfen.

Mein Begriff bedeutet fast immer: Verzicht.

Mein Begriff soll vor allem Fett am Körper reduzieren.

Rätsel 7:

Wie lautet mein Begriff?

Mein Begriff ist ein Überbegriff für viele verschiedene Läden.

Mein Begriff kann zum Einkaufen benutzt werden.

Von meinem Begriff gibt es in Deutschland viele verschiedene Ketten.

Mein Begriff kann mit Einkaufswagen befahren werden.

Mein Begriff hat die meiste Zeit über geöffnet.

Mein Begriff funktioniert mit Kassen.

Mein Begriff hat ein breit gefächertes Sortiment.

Mein Begriff ist ein großes Arsenal für verschiedenste Waren.

Rätsel 8:

Wie lautet mein Begriff?

Mein Begriff hat ein Objektiv.

Mein Begriff wird von Fotografen und Hobby-Fotografen benutzt.

Mein Begriff hat eine Linse.

Mein Begriff kann im Normalfall zoomen.

Mein Begriff ist heute normalerweise digital.

Mein Begriff erschafft Momente für die Ewigkeit.

Mein Begriff erforderte früher eine Dunkelkammer.

Mein Begriff hat meistens einen Akku und muss aufgeladen werden.

Rätsel 9:

Wie lautet mein Begriff?

Mein Begriff wird zum Jahresanfang gekauft.

Mein Begriff hat mindestens 12 Seiten.

Mein Begriff verleiht mehr Übersicht und Überblick.

Mein Begriff hängt oft in der Küche oder im Eingangsbereich.

Mein Begriff gibt manchmal Aufschluss über Namenstage oder Mondphasen.

Mein Begriff handelt von Tagen und Monaten.

Mein Begriff wird nach einem Jahr normalerweise ausgetauscht.

Mein Begriff wird oftmals mit Informationen beschrieben.

Rätsel 10:

Wie lautet mein Begriff?

Meinen Begriff gibt es schon seit Ewigkeiten.

Mein Begriff hat Seiten, mitunter auch sehr viele Seiten.

Meinen Begriff findet man in einer Vielzahl in Bibliotheken.

Mein Begriff wurde für die heutige Form durch Gutenberg erst richtig populär und wichtig.

Mein Begriff wird gedruckt.

Mein Begriff hat ein Cover und einen Rücken.

Mein Begriff lässt sich umschlagen.

Mein Begriff erfordert ein Lesezeichen, damit man sich besser orientieren kann.

Rätsel 11:

Wie lautet mein Begriff?

Mein Begriff wird gebraucht, wenn man krank ist.

Mein Begriff ist ziemlich belastbar.

Mein Begriff sollte sich sanft anfühlen.

Mein Begriff wird in Boxen oder Packungen aufbewahrt.

Mein Begriff hat manchmal einen speziellen Duft.

Mein Begriff kann zum Beispiel auch in Hosentaschen aufbewahrt werden.

Mein Begriff kann auch dabei helfen, Sauberkeit zu schaffen.

Mein Begriff ist speziell unter dem Namen „Tempo" bekannt.

Rätsel 12:

Wie lautet mein Begriff?

Mein Begriff informiert Menschen.

Mein Begriff benötigt eine Antenne.

Mein Begriff hat verschiedene Frequenzen, Kanäle bzw. Sender.

Mein Begriff informiert über Stau auf der Autobahn.

Mein Begriff kann als Übertrager von Nachrichten dienen.

Mein Begriff ist im Auto sehr beliebt.

Mein Begriff kann verstellt und bedient werden.

Mein Begriff ist quasi rund um die Uhr verfügbar.

Rätsel 13:

Wie lautet mein Begriff?

Mein Begriff wird im Supermarkt benötigt.

Mein Begriff transportiert Wagen.

Mein Begriff hat Räder.

Mein Begriff muss geräumig sein.

Mein Begriff wird mit Münzen befreit.

Mein Begriff hat manchmal einen Sitz für Kleinkinder.

Mein Begriff wird aufgereiht.

Mein Begriff wird hin und her geschoben.

Rätsel 14:

Wie lautet mein Begriff?

Mein Begriff hat zwei Räder.

Mein Begriff bringt umweltschonend von A nach B.

Mein Begriff macht einen Helm erforderlich.

Mein Begriff hat eine Gangschaltung.

Mein Begriff hat eine Kette, die manchmal abspringen kann.

Mein Begriff hat Pedale.

Mein Begriff benötigt abends Lichter.

Mein Begriff hat einen Sitz und einen Rahmen.

Rätsel 15:

Wie lautet mein Begriff?

Mein Begriff benötigt meistens Benzin oder Diesel, um betrieben zu werden.

Meinen Begriff steuert man mit einem Lenkrad.

Mein Begriff hat vier Räder.

Mein Begriff ist in vielen verschiedenen Variationen und Marken erhältlich.

Mein Begriff bedeutet wörtlich übersetzt „selbstbewegend".

Mein Begriff hat einen Motor und wird dadurch betrieben.

Mein Begriff benötigt Öl.

Mein Begriff hat verschiedene Lichter.

Rätsel 16:

Wie lautet mein Begriff?

Mein Begriff hat Borsten.

Mein Begriff hat einen Stiel.

Mein Begriff wird verwendet, um sauber zu machen.

Mein Begriff steht meistens in irgendeiner Kammer in der Ecke.

Mein Begriff fegt.

Mein Begriff wird laut Sage von Hexen verwendet.

Mein Begriff lässt Hexen fliegen.

Mein Begriff schafft Sauberkeit.

Rätsel 17:

Wie lautet mein Begriff?

Mein Begriff wird benötigt, um einen Computer zu bedienen.

Mein Begriff hat Tasten.

Mein Begriff ist integraler Bestandteil eines musikalischen Instruments.

Mein Begriff enthält meistens Buchstaben.

Mein Begriff gibt es separat, manchmal aber auch integriert in einem Computer zu kaufen.

Mein Begriff besitzt meistens eine größere, lange Leertaste.

Mein Begriff kann je nach Land etwas unterschiedlich aussehen.

Meinen Begriff gibt es auch auf Smart Phones.

Rätsel 18:

Wie lautet mein Begriff?

Mein Begriff hat zwei Bügel.

Mein Begriff wurde speziell für ein menschliches Sinnesorgan erschaffen.

Mein Begriff taucht oft im Zusammenhang mit Smartphones und Handys auf.

Mein Begriff schirmt den Besitzer sozusagen von seiner Außenwelt ab.

Mein Begriff benötigt ein Kabel, doch er kann auch ohne Kabel funktionieren.

Mein Begriff eignet sich zum Telefonieren.

Mein Begriff wird vor allem zum Musikhören benutzt.

Mein Begriff ist für die Ohren.

Rätsel 19:

Wie lautet mein Begriff?

Mein Begriff hat jeder bei sich Zuhause stehen.

Mein Begriff besteht sehr oft aus Glas.

Mein Begriff ist unter anderem dazu da, um Flüssigkeiten abzufüllen.

Mein Begriff ist länglich und hat einen Hals.

Meinen Begriff gibt es unter anderem in Supermärkten zu kaufen.

Für meinen Begriff gibt es manchmal Pfand zurück.

Mein Begriff beinhaltet manchmal Bier, Wasser, manchmal aber auch Wein.

Mein Begriff heißt auf Englisch „bottle", auf Spanisch „botella".

Rätsel 20:

Wie lautet mein Begriff?

Meinen Begriff kann man essen.

Meinen Begriff gibt es in grün oder rot.

Mein Begriff ist lecker.

Mein Begriff taucht auch in beliebten Säften auf.

Aus meinem Begriff kann man Kuchen oder Mus machen.

Mein Begriff beinhaltet Kerne.

Mein Begriff wendet laut Sprichwort einen Arztbesuch ab, wenn man diesen Begriff täglich verzehrt.

Mein Begriff ist knackig und saftig, wenn er reif ist.

P.S. Auf Seite 75 findest du noch ein exklusives Geschenk von uns. Lass dich überraschen!

Rätsel 21:

Wie lautet mein Begriff?

Mein Begriff sorgt nicht bei allen für Begeisterung.

Meinen Begriff muss jedes Kind besuchen.

Mein Begriff fängt morgens an und endet am Vor- oder Nachmittag.

Mein Begriff dauert zwischen neun und dreizehn Jahren.

Mein Begriff beheimatet Schüler und Lehrer.

Mein Begriff lehrt viele verschiedene Fächer.

Mein Begriff wirft mit Noten um sich.

Mein Begriff hat viele verschiedene Klassenzimmer.

Rätsel 22:

Wie lautet mein Begriff?

Mein Begriff hat einen Henkel.

Mein Begriff ist manchmal aufwändig verziert, manchmal aber auch schlicht.

Mein Begriff ist nach oben hin geöffnet.

Mein Begriff eignet sich zum Trinken von Tee.

Mein Begriff eignet sich zum Trinken von Kaffee.

Mein Begriff ist häufig in Kombination mit einer Kanne zu sehen.

Mein Begriff ist zum Trinken da.

Mein Begriff heißt im Englischen „cup".

Rätsel 23:

Wie lautet mein Begriff?

Mein Begriff wird benötigt, damit ein Getränk getrunken werden kann.

Mein Begriff beinhaltet verschiedene Aromen und Geschmacksrichtungen.

Meinen Begriff lässt man hängen.

Mein Begriff befindet sich manchmal in einer Verpackung.

Mein Begriff befindet sich manchmal in einer Tasse.

Mein Begriff bleibt meistens für einige Minuten in heißem Wasser.

Mein Begriff wird zum eigentlichen Trinken nicht benötigt.

Mein Begriff sorgt für Kamille-, oder zum Beispiel für Pfefferminzgeschmack.

Rätsel 24:

Wie lautet mein Begriff?

Mein Begriff kühlt.

Meinen Begriff haben wir wohl alle Zuhause.

Mein Begriff hat meistens ein Gefrierfach.

Mein Begriff muss auf- und abtauen.

Mein Begriff ist der Ort für Milch, Eier oder Eis.

Mein Begriff eignet sich zum Konservieren von Speisen.

Mein Begriff lautet im Englischen „fridge".

Mein Begriff beinhaltet verschiedene Fächer.

Rätsel 25:

Wie lautet mein Begriff?

Mein Begriff funktioniert nur mit Feuer.

Meinen Begriff bewahrt man in einer Schachtel auf.

Mein Begriff hat ein rotfarbiges Ende.

Mein Begriff besteht aus Holz.

Mein Begriff ist anfangs niemals allein in einer Schachtel.

Mein Begriff lässt sich dank der Schachtel anzünden.

Mein Begriff wurde vom Feuerzeug abgelöst.

Mein Begriff brennt leicht und gut.

Rätsel 26:

Wie lautet mein Begriff?

Von meinem Begriff kann man essen.

Mein Begriff ist rund.

Mein Begriff besteht manchmal aus Porzellan.

Mein Begriff ist sehr oft verziert.

Mein Begriff hat einen Rand.

Mein Begriff kann der Untersetzer für eine Tasse sein.

Mein Begriff kommt zusammen mit dem Besteck auf den Tisch.

Mein Begriff lautet im Englischen „plate".

Rätsel 27:

Wie lautet mein Begriff?

Mein Begriff ist meistens rund.

Mein Begriff ist nach oben hin geöffnet.

Mein Begriff steht im Zimmer oder z.B. in der Küche.

Mein Begriff steht auch auf der Straße.

Meinen Begriff gibt es für verschiedene Sorten.

Mein Begriff ist für Abfälle geeignet.

Mein Begriff ist unter anderem für Verpackungen da.

Mein Begriff wird regelmäßig geleert.

Rätsel 28:

Wie lautet mein Begriff?

Mein Begriff hat ein Brett.

Mein Begriff lässt sich schließen und öffnen.

Mein Begriff hat einen Griff zum Öffnen.

Mein Begriff hat eine Scheibe.

Mein Begriff ist glasklar, muss sonst gewaschen werden.

Mein Begriff lässt Helligkeit in Räume.

Mein Begriff gehört in jede Wohnung und in jedes Haus.

Mein Begriff lautet im Englischen „window".

Rätsel 29:

Wie lautet mein Begriff?

Mein Begriff kocht bzw. mahlt.

Mein Begriff setzte früher Filter voraus.

Mein Begriff funktioniert heute meistens automatisch bzw. mechanisch.

Mein Begriff benötigt manchmal Bohnen.

Mein Begriff benötigt auf jeden Fall Wasser.

Mein Begriff benötigt manchmal Kaffeepulver.

Mein Begriff kocht bzw. brüht Kaffee.

Mein Begriff gibt laute Geräusche von sich.

Rätsel 30:

Wie lautet mein Begriff?

Meinen Begriff gab es früher nur mit Schnur.

Mein Begriff hatte früher eine Wählscheibe.

Mein Begriff hat einen Hörer.

Mein Begriff ist eng mit dem Namen Alexander Graham Bell verbunden.

Mein Begriff wurde modernisiert und gibt es heute in einer „smarten" Variante.

Mein Begriff ist bei Besitzern heutzutage so beliebt, dass sie sogar mit ihm sprechen.

Mein Begriff überbrückt die Distanz von A nach B.

Mein Begriff funktioniert mit Nummern.

Rätsel 31:

Wie lautet mein Begriff?

Meinen Begriff findet man häufig im Wohnzimmer.

Mein Begriff hat eine Lehne.

Mein Begriff ist gemütlich.

Mein Begriff wird oft verwendet, um Fernsehen zu schauen.

Mein Begriff ist ein beliebtes Möbelstück.

Mein Begriff ist langgezogen.

Mein Begriff kann manchmal auch zum Schlafen umfunktioniert werden.

Mein Begriff hat Kissen.

Rätsel 32:

Wie lautet mein Begriff?

Mein Begriff ist ein Instrument.

Mein Begriff hat Pedale.

Mein Begriff erzeugt hohe, aber auch tiefe Töne.

Mein Begriff wird von einem Pianisten gespielt.

Mein Begriff gibt es auch als „Flügel".

Mein Begriff hat schwarze und weiße Tasten.

Mein Begriff kann Dur- und Moll-Töne erzeugen.

Mein Begriff ist sehr teuer.

Rätsel 33:

Wie lautet mein Begriff?

Meinen Begriff verwendete man früher sehr häufig.

Mein Begriff wird immer mehr vom modernen Mobiltelefon abgelöst.

Mein Begriff klingelt.

Mein Begriff ist bei Menschen nicht gerade beliebt.

Mein Begriff zeigt die Uhrzeit an.

Mein Begriff hat manchmal ein integriertes Radio.

Mein Begriff kann laute Geräusche von sich geben.

Mein Begriff kann mit Handdruck ausgeschaltet werden.

Rätsel 34:

Wie lautet mein Begriff?

Meinen Begriff gibt es außerhalb von manchen Wohnungen oder Häusern.

Mein Begriff ist ein Vorbau.

Mein Begriff kann sich besonders lohnen, wenn schönes Wetter ist.

Mein Begriff kann für Blumen verwendet werden.

Mein Begriff hat ein Geländer.

Mein Begriff kann zum Beispiel auch zum Grillen verwendet werden, wenn es warm ist.

Mein Begriff wird von vielen zum Sonnen, Lesen, Essen etc. genutzt.

Mein Begriff hat eine eigene Tür aus der bzw. in die Wohnung.

Rätsel 35:

Wie lautet mein Begriff?

Meinen Begriff haben Menschen, die sich für Geografie interessieren.

Mein Begriff ist rund.

Mein Begriff leuchtet manchmal.

Mein Begriff ist ein Maßstab, ein Abbild unseres Planeten.

Mein Begriff dreht sich.

Mein Begriff zeigt alle Länder unserer Erde.

Mein Begriff hat einen Ständer.

Mein Begriff hat meistens noch ein Glossar zum Nachschlagen.

Rätsel 36:

Wie lautet mein Begriff?

Meinen Begriff trägt man am Körper.

Mein Begriff ist normalerweise charakteristisch blau.

Mein Begriff ist ein westliches Modesymbol.

Mein Begriff ist eng mit dem Namen Levi Strauss verwandt.

Mein Begriff hat meistens Knöpfe bzw. einen Reißverschluss.

Mein Begriff ist auch in einer „Röhren"-Variante zu kaufen.

Mein Begriff ist Englisch, doch auch in Deutschland weit verbreitet.

Mein Begriff bezeichnet eine ganz spezielle Hose bzw. Art von Hose.

Rätsel 37:

Wie lautet mein Begriff?

Meinen Begriff hat jeder, der Wohnung oder Haus besitzt.

Meinen Begriff muss man in ein Loch stecken.

Meinen Begriff tragen viele an einem Bund.

Mein Begriff sollte nicht vergessen werden, denn sonst wird es teuer.

Mein Begriff öffnet das Auto und verschließt es auch.

Mein Begriff kann bei speziellen Diensten nachgemacht werden.

Mein Begriff hat meistens Laschen zum Auf- bzw. Einhängen.

Mein Begriff ergibt nur in Kombination mit einem Schloss Sinn.

Rätsel 38:

Wie lautet mein Begriff?

Meinen Begriff gibt es in jedem Dorf.

Mein Begriff stellt den Sitz des Bürgermeisters dar.

Mein Begriff wird aufgesucht, wenn man sich als Einwohner melden möchte.

Mein Begriff sucht man auf, wenn im Ort etwas gefunden oder gesucht wird.

Mein Begriff ist zum Beispiel auch dann relevant, wenn man von der Kirche austreten möchte.

Mein Begriff hat viele Büros.

Mein Begriff stellt das bürokratische Zentrum einer Gemeinde dar.

Mein Begriff besitzt normalerweise eine Uhr.

Rätsel 39:

Wie lautet mein Begriff?

Meinen Begriff benötigt man im Wald.

Mein Begriff hat manchmal eine Kette.

Mein Begriff wird unter anderem von Waldarbeitern benutzt.

Mein Begriff verursacht Lärm.

Mein Begriff wird auch im Zuge einer Sportart genutzt.

Mein Begriff benutzt auch so mancher Handwerker.

Mein Begriff verursacht nicht wenige Späne.

Mein Begriff funktioniert mit einem Motor und dies erkennt man auch am Begriff selbst.

Rätsel 40:

Wie lautet mein Begriff?

Meinen Begriff benötigt man oft zum Essen.

Mein Begriff ist vorn rund.

Mein Begriff hat einen Stiel.

Mein Begriff kann aus edlem Material sein.

Mein Begriff eignet sich zum Verzehr von Suppen.

Mein Begriff ist geschickt, wenn man einen Joghurt essen möchte.

Meinen Begriff erhält man zum Beispiel auch in der Eisdiele.

Mein Begriff bezeichnet die Ohren des Hasen.

P.S. Auf Seite 75 findest du noch ein exklusives Geschenk von uns. Lass dich überraschen!

Rätsel 41:

Wie lautet mein Begriff?

Meinen Begriff findet man häufig im Badezimmer.

Mein Begriff ist langgezogen.

Mein Begriff hat einen Wasserhahn.

Mein Begriff besitzt einen Abfluss.

Mein Begriff kann mit Wasser befüllt werden.

Mein Begriff ist zum Baden geeignet.

Mein Begriff macht Menschen sauber.

Mein Begriff wird häufig auch als Dusche verwendet.

Rätsel 42:

Wie lautet mein Begriff?

Meinen Begriff gibt es zu kaufen.

Mein Begriff ist traditionell schwarz und weiß.

Mein Begriff ist rund.

Mein Begriff benötigt Luft.

Mein Begriff muss mit einer Pumpe aufgeblasen werden.

Mein Begriff bezeichnet sowohl ein Sportgerät als auch einen Sport.

Mein Begriff ist die beliebteste Sportart weltweit.

Mein Begriff wird mit den Füßen getreten.

Rätsel 43:

Wie lautet mein Begriff?

Mein Begriff ist gemütlich.

Mein Begriff befindet sich unter anderem im Bett.

Mein Begriff beinhaltet Federn.

Mein Begriff hat einen Überzug.

Meinen Begriff benutzt man zum Schlafen.

Mit meinem Begriff kann man spezielle „Schlachten" veranstalten.

Mein Begriff lässt sich verformen.

Mein Begriff gibt es in allen Größen, Formen und Farben.

Rätsel 44:

Wie lautet mein Begriff?

Mein Begriff bringt Licht ins Dunkle.

Mein Begriff benötigt normalerweise Batterien.

Mein Begriff hat einen Schalter.

Mein Begriff hat heutzutage fast jeder in seinem Mobiltelefon.

Mein Begriff hat manchmal verschiedene Stufen.

Mein Begriff kann manchmal „SOS" leuchten.

Mein Begriff trägt man laut Bezeichnung in der Tasche.

Meinen Begriff benötigt man im Dunklen, zum Beispiel bei Stromausfall.

Rätsel 45:

Wie lautet mein Begriff?

Mein Begriff wird zum Basteln verwendet.

Mein Begriff hat relativ scharfe Kanten.

Mein Begriff befindet sich oft in einer Küchenschublade.

Mein Begriff gibt es in verschiedenen Größen für Klein und Groß.

Mein Begriff schneidet unter anderem Papier oder Pappe.

Mein Begriff symbolisiert sprachlich aber auch eine Differenz.

Mein Begriff wird verwendet, um auf den Unterschied zwischen Arm und Reich hinzuweisen.

Mein Begriff hat zwei Öffnungen, damit man diesen Begriff mit der Hand greifen kann.

Rätsel 46:

Wie lautet mein Begriff?

Mein Begriff wird häufig von Zauberern getragen.

Mein Begriff ist typischerweise schwarz.

Meinen Begriff setzt man sich auf.

Aus meinem Begriff zaubern Magier oft Kaninchen.

Mein Begriff ist auch eine mathematisch-geometrische Figur.

Mein Begriff ist hoch.

Mein Begriff ist eine sehr spezielle Art von Hut.

Mein Begriff taucht aber auch im Zusammenhang mit Automobilen auf.

Rätsel 47:

Wie lautet mein Begriff?

Mein Begriff kann aufgezogen werden.

Mein Begriff wird zum Beispiel zum Wandern verwendet.

Mein Begriff hat verschiedene Fächer, die normalerweise mit Reißverschluss verschlossen sind.

Meinen Begriff benutzen häufig Schüler und Studenten.

Mein Begriff ist für Ausflüge aller Art ein beliebtes Mitbringsel.

Mein Begriff transportiert Bücher, Elektronik, Klamotten, mitunter auch Speisen.

Meinen Begriff schnallt man sich auf den Rücken.

Mein Begriff besitzt eine Lasche, um getragen werden zu können.

Rätsel 48:

Wie lautet mein Begriff?

Mein Begriff ist meistens grün.

Mein Begriff wird von Gärtnern verwendet.

Mein Begriff beinhaltet Wasser.

Mein Begriff ist ziemlich schwer, wenn er voll ist.

Mein Begriff bewässert die Natur.

Mein Begriff wird unter anderem für Balkonpflanzen verwendet.

Mein Begriff ist wichtig, wenn es nicht genug regnet.

Mein Begriff gießt im wahrsten Sinne des Wortes.

Rätsel 49:

Wie lautet mein Begriff?

Mein Begriff hat Schlüssel.

Mein Begriff muss eng anliegen.

Mein Begriff wird von Polizisten verwendet.

Meinen Begriff bekommen Menschen, die etwas falsch gemacht haben.

Mein Begriff wird um die Hände geschnallt.

Meinen Begriff bekommen Menschen oft dann, wenn sie die Hände auf dem Rücken haben.

Mein Begriff klickt, wenn er einrastet.

Mein Begriff besteht aus robustem Metall.

Rätsel 50:

Wie lautet mein Begriff?

Mein Begriff rechnet schneller als jeder Mensch.

Mein Begriff wird mit Batterien betrieben.

Mein Begriff hat ein Nummernfeld.

Mein Begriff hilft im Schulfach Mathematik.

Mein Begriff ist manchmal sogar grafikfähig.

Mein Begriff rechnet Grundrechenarten im Schlaf.

Mein Begriff funktioniert manchmal sogar mit Solarenergie.

Mein Begriff rechnet manchmal auch Wurzeln und Quadratzahlen automatisch.

Rätsel 51:

Wie lautet mein Begriff?

Meinen Begriff benötigt man zum Unterzeichnen von Dokumenten.

Mein Begriff hat viele verschiedene Muster.

Mein Begriff benötigt ein spezielles Kissen.

Mein Begriff wird meistens in Behörden benutzt.

Mein Begriff macht etwas offiziell.

Mein Begriff beglaubigt etwas.

Mein Begriff wurde zum Beispiel verwendet, um Zeugnisse anzufertigen.

Mein Begriff wird etwas redensartlich aufgedrückt.

Rätsel 52:

Wie lautet mein Begriff?

Mein Begriff hilft beim Messen.

Mein Begriff kann beim Kochen sehr nützlich sein.

Mein Begriff kann Gewichte miteinander vergleichen.

Mein Begriff enthält manchmal Wasser.

Mein Begriff ist ein Sternzeichen.

Mein Begriff ist normalerweise ausgeglichen.

Mein Begriff befindet sich meistens irgendwo in der Küche.

Mein Begriff kann aber auch im Badezimmer stehen und manche Menschen demotivieren.

Rätsel 53:

Wie lautet mein Begriff?

Mein Begriff verbindet zwei Standorte miteinander.

Mein Begriff kann manchmal mit Autos und Fahrrädern befahren werden.

Mein Begriff hat Pfeiler.

Meinen Begriff findet man manchmal auch im Mund von Zahnarzt-Patienten.

Mein Begriff ist durchaus populär, beispielsweise in San Francisco.

Mein Begriff „hängt" manchmal und ist durchaus wacklig.

Mein Begriff heißt im Englischen „bridge".

Mein Begriff hat manchmal Schilder mit Informationen über den Architekten.

Rätsel 54:

Wie lautet mein Begriff?

Mein Begriff hat zwei Gläser.

Mein Begriff ist meistens abgedunkelt.

Mein Begriff darf im Urlaub meistens nicht fehlen.

Mein Begriff ist im Sommer sehr beliebt.

Mein Begriff hilft manchmal sogar beim Sehen.

Ohne meinen Begriff würden wir es in den warmen Monaten schwer haben.

Mein Begriff ist oftmals schwarz.

Mein Begriff hat einen Bügel.

Rätsel 55:

Wie lautet mein Begriff?

Mein Begriff ist mit Elektrizität verbunden.

Mein Begriff befindet sich in jeder Wohnung bzw. in jedem Haus.

Mein Begriff kann für kleine Kinder durchaus gefährlich sein.

Mein Begriff hat manchmal eine Kindersicherung.

Mein Begriff tritt manchmal mehrmals in einer Leiste auf.

Mein Begriff eignet sich für verschiedenste Stecker.

Mein Begriff hängt mit Stromkabeln zusammen.

Mein Begriff hat eine Schutzvorrichtung.

Rätsel 56:

Wie lautet mein Begriff?

Mein Begriff ist sehr wichtig für die Gesundheit.

Mein Begriff wird täglich benutzt.

Mein Begriff sollte alle paar Monate ausgetauscht werden.

Mein Begriff kann weich, „mittel", aber auch hart sein.

Mein Begriff ergibt nur in Kombination mit einer speziellen Pasta Sinn.

Mein Begriff schützt vor Karies.

Mein Begriff wird zum Putzen verwendet.

Mein Begriff kann in jeder Drogerie gekauft werden.

Rätsel 57:

Wie lautet mein Begriff?

Mein Begriff ist für den Empfang wichtig.

Meinen Begriff findet man zum Beispiel im Auto.

Mein Begriff ist an jedem Radio befestigt.

Mein Begriff überträgt ein Signal.

Mein Begriff empfängt verschiedene Frequenzen.

Mein Begriff kann meistens ausgefahren werden.

Mein Begriff befindet sich im Namen vieler Radiosender.

Mein Begriff ist sensibel und störanfällig.

Rätsel 58:

Wie lautet mein Begriff?

Mein Begriff zeichnet sich durch den Duft aus.

Mein Begriff hat im Supermarkt eigene Abteilungen.

Mein Begriff ist sowohl bei Frauen aber auch bei Männern beliebt.

Mein Begriff hat eine Note.

Mein Begriff kann versprüht werden.

Meinen Begriff sollte man stets dezent auftragen.

Mein Begriff wird auf den Körper aufgetragen.

Mein Begriff lässt Menschen besser riechen.

Rätsel 59:

Wie lautet mein Begriff?

Mein Begriff ist bestenfalls gut gefüllt.

Mein Begriff besteht manchmal aus Leder.

Meinen Begriff gibt es in allen Formen und Farben.

Mein Begriff ist der Ort für allerhand Geldmünzen.

Mein Begriff ist der richtige Platz für Geldscheine.

In meinem Begriff werden alle möglichen Geld- und Visitenkarten aufbewahrt.

Meinen Begriff sollte man immer mit sich führen.

Mein Begriff befindet sich oft in der Hosen- oder Handtasche.

Rätsel 60:

Wie lautet mein Begriff?

Mein Begriff ist rund.

Meinen Begriff kann man beispielsweise bei Seefahrten gebrauchen.

Mein Begriff hilft bei Orientierung.

Mein Begriff funktioniert mithilfe einer speziellen Nadel.

Mein Begriff hat etwas mit den vier Himmelsrichtungen zu tun.

Mein Begriff tariert sich immer automatisch aus.

Mein Begriff ist ein altes Instrument, das heute nur noch modernisiert verwendet wird.

Mein Begriff hilft bei der Schatzsuche.

P.S. Auf Seite 75 findest du noch ein exklusives Geschenk von uns. Lass dich überraschen!

Lösungen:

1. Mein Begriff lautet: (Computer-)maus
2. Mein Begriff lautet: Mikrofon
3. Mein Begriff lautet: Herd
4. Mein Begriff lautet: Frühstück
5. Mein Begriff lautet: Fernseher
6. Mein Begriff lautet: Diät
7. Mein Begriff lautet: Supermarkt
8. Mein Begriff lautet: Kamera
9. Mein Begriff lautet: Kalender
10. Mein Begriff lautet: Buch/Bücher
11. Mein Begriff lautet: Taschentuch
12. Mein Begriff lautet: Radio
13. Mein Begriff lautet: Einkaufswagen
14. Mein Begriff lautet: Fahrrad
15. Mein Begriff lautet: Auto(mobil)
16. Mein Begriff lautet: Besen
17. Mein Begriff lautet: Tastatur
18. Mein Begriff lautet: Kopfhörer
19. Mein Begriff lautet: Flasche
20. Mein Begriff lautet: Apfel

21. Mein Begriff lautet: Schule
22. Mein Begriff lautet: Tasse
23. Mein Begriff lautet: Teebeutel
24. Mein Begriff lautet: Kühlschrank
25. Mein Begriff lautet: Streichholz
26. Mein Begriff lautet: Teller
27. Mein Begriff lautet: Mülleimer
28. Mein Begriff lautet: Fenster
29. Mein Begriff lautet: Kaffeemaschine
30. Mein Begriff lautet: Telefon
31. Mein Begriff lautet: Sofa/Couch
32. Mein Begriff lautet: Klavier
33. Mein Begriff lautet: Wecker
34. Mein Begriff lautet: Balkon
35. Mein Begriff lautet: Globus
36. Mein Begriff lautet: Jeans
37. Mein Begriff lautet: Schlüssel
38. Mein Begriff lautet: Rathaus
39. Mein Begriff lautet: Motorsäge
40. Mein Begriff lautet: Löffel
41. Mein Begriff lautet: Badewanne
42. Mein Begriff lautet: Fußball
43. Mein Begriff lautet: Kissen

44. Mein Begriff lautet: Taschenlampe
45. Mein Begriff lautet: Schere
46. Mein Begriff lautet: Zylinder
47. Mein Begriff lautet: Rucksack
48. Mein Begriff lautet: Gießkanne
49. Mein Begriff lautet: Handschellen
50. Mein Begriff lautet: Taschenrechner
51. Mein Begriff lautet: Stempel
52. Mein Begriff lautet: Waage
53. Mein Begriff lautet: Brücke
54. Mein Begriff lautet: Sonnenbrille
55. Mein Begriff lautet: Steckdose
56. Mein Begriff lautet: Zahnbürste
57. Mein Begriff lautet: Antenne
58. Mein Begriff lautet: Parfüm
59. Mein Begriff lautet: Geldbeutel
60. Mein Begriff lautet: Kompass

ENDE

Ich hoffe, das Buch hat dir gefallen.

Im Übrigen wäre ich Dir sehr dankbar, wenn du dir eine Minute Zeit für ein Feedback auf Amazon.de nimmst!

Rezensionen sind für uns freie Autoren sehr wichtig, denn darüber werden sie gemessen! Nimm dir daher doch bitte die Minute Zeit und schreibe eine ehrliche Rezension über dieses Buch!

Weitere Senioren Beschäftigungen

Wir bemühen uns sehr und bringen stetig neue Bücher für Senioren raus, damit es nie langweilig wird ☺

Weitere Bücher von uns findest du hier:

Direkt zu unseren Büchern auf Amazon:
http://bit.ly/sb-autorenseite

Unsere Webseite:
https://senioren-beschaeftigungen.de

Weitere Beschäftigungs Bücher findest du auf Amazon.de, indem du in die Suchleiste „Kristina Büttertz" eingibst, auf eines unserer Bücher klickst, und dann unterhalb des Titels auf dir Buchreihe „Senioren Beschäftigungen" klickst.

<u>Vielen Dank für die Unterstützung.</u>

Unser Geschenk an dich

Als Dankeschön und EXKLUSIVER Käufer unseres Buchs, möchten wir dir ein Geschenk machen.

---

100 kostenlose Seniorenbeschäftigungen

UND die 10 Eigenschaften über die ein Seniorenbetreuer/in unbedingt verfügen sollte. (Inkl. Stundenzettel für Seniorenbetreuer!)

Du kannst dir das Geschenk unter folgendem Link herunterladen:

https://bit.ly/unsergeschenk

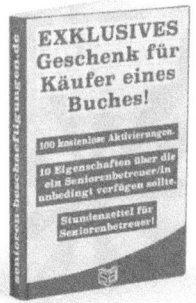

Haftungsausschluss

Die Umsetzung aller enthaltenen Informationen, Anleitungen und Strategien dieses Buchs erfolgt auf eigenes Risiko. Für etwaige Schäden jeglicher Art kann der Autor aus keinem Rechtsgrund eine Haftung übernehmen. Für Schäden materieller oder ideeller Art, die durch die Nutzung oder Nichtnutzung der Informationen bzw. durch die Nutzung fehlerhafter und/oder unvollständiger Informationen verursacht wurden, sind Haftungsansprüche gegen den Autor grundsätzlich ausgeschlossen. Ausgeschlossen sind daher auch jegliche Rechts- und Schadensersatzansprüche. Dieses Werk wurde mit größter Sorgfalt nach bestem Wissen und Gewissen erarbeitet und niedergeschrieben. Für die Aktualität, Vollständigkeit und Qualität der Informationen übernimmt der Autor jedoch keinerlei Gewähr. Auch können Druckfehler und Falschinformationen nicht vollständig ausgeschlossen werden. Für fehlerhafte Angaben vom Autor kann keine juristische Verantwortung sowie Haftung in irgendeiner Form übernommen werden.

Urheberrecht

Alle Inhalte dieses Werkes sowie Informationen, Strategien und Tipps sind urheberrechtlich geschützt. Alle Rechte sind vorbehalten. Jeglicher Nachdruck oder jegliche Reproduktion – auch nur auszugsweise – in irgendeiner Form wie Fotokopie oder ähnlichen Verfahren, Einspeicherung, Verarbeitung, Vervielfältigung und Verbreitung mit Hilfe von elektronischen Systemen jeglicher Art (gesamt oder nur auszugsweise) ist ohne ausdrückliche schriftliche Genehmigung des Autors strengstens untersagt. Alle Übersetzungsrechte vorbehalten. Die Inhalte dürfen keinesfalls veröffentlicht werden. Bei Missachtung behält sich der Autor rechtliche Schritte vor.

Impressum:

© Senioren Beschäftigungen 2020
1. Auflage. Alle Rechte vorbehalten. Nachdruck, auch in Auszügen, nicht gestattet. Kein Teil dieses Werkes darf ohne schriftliche Genehmigung des Autors in irgendeiner Form reproduziert, vervielfältigt oder verbreitet werden.
Kontakt: Lukas Weithaler/Unser Frau 169/ 39020 Schnals/
Italien/E-mail: info@senioren-beschaeftigungen.de

www.ingramcontent.com/pod-product-compliance
Lightning Source LLC
Chambersburg PA
CBHW050253220526
45465CB00002B/662